RECIPES

Recipe   **Page**

Recipe   **Page**

Recipe   **Page**

Recipe   Page

Recipe: _______________________________________

Servings: _____________________   **Prep Time:** _____________________

Ingredients:

_______________________________   _______________________________

_______________________________   _______________________________

_______________________________   _______________________________

_______________________________   _______________________________

Cook Time: _____________________   **Temperature:** _____________________

Instructions:

____

____

____

____

____

____

Notes:

____

____

____

Recipe: _______________________________

Servings: _______________ **Prep Time:** _______________

Ingredients:

_______________________ _______________________

_______________________ _______________________

_______________________ _______________________

_______________________ _______________________

Cook Time: _______________ **Temperature:** _______________

Instructions:

____

____

____

____

____

Notes:

____

____

Recipe: _______________________________________

Servings: __________________ **Prep Time:** __________________

Ingredients:

___________________________ ___________________________

___________________________ ___________________________

___________________________ ___________________________

___________________________ ___________________________

Cook Time: __________________ **Temperature:** __________________

Instructions:

____

____

____

____

____

Notes:

____

____

Recipe: ____

Servings: _____________________ **Prep Time:** _____________________

Ingredients:

_______________________________ _______________________________

_______________________________ _______________________________

_______________________________ _______________________________

_______________________________ _______________________________

Cook Time: _____________________ **Temperature:** _____________________

Instructions:

____

____

____

____

____

Notes:

____

____

Recipe: _________________________________

Servings: _____________________ **Prep Time:** _____________________

Ingredients:

_____________________________ _____________________________

_____________________________ _____________________________

_____________________________ _____________________________

_____________________________ _____________________________

Cook Time: _____________________ **Temperature:** _____________________

Instructions:

____

____

____

____

____

Notes:

____

____

Recipe: ____

Servings: _____________________   **Prep Time:** _____________________

Ingredients:

_________________________________   _________________________________

_________________________________   _________________________________

_________________________________   _________________________________

_________________________________   _________________________________

_________________________________   _________________________________

Cook Time: _____________________   **Temperature:** _____________________

Instructions:

____

____

____

____

____

____

Notes:

____

____

Recipe: ____

Servings: _____________________   **Prep Time:** _____________________

Ingredients:

_______________________________   _______________________________

_______________________________   _______________________________

_______________________________   _______________________________

_______________________________   _______________________________

Cook Time: _____________________   **Temperature:** _____________________

Instructions:

____

____

____

____

____

____

Notes:

____

____

Recipe: _______________________________

Servings: _______________________   Prep Time: _______________________

Ingredients:

_______________________   _______________________

_______________________   _______________________

_______________________   _______________________

_______________________   _______________________

Cook Time: _______________________   Temperature: _______________________

Instructions:

____

____

____

____

____

____

Notes:

____

____

Recipe: ______________________________

Servings: __________________   **Prep Time:** __________________

Ingredients:

______________________________   ______________________________

______________________________   ______________________________

______________________________   ______________________________

______________________________   ______________________________

Cook Time: __________________   **Temperature:** __________________

Instructions:

____

____

____

____

____

____

Notes:

____

____

Recipe: ____

Servings: ____________________   **Prep Time:** ____________________

Ingredients:

________________________________   ________________________________

________________________________   ________________________________

________________________________   ________________________________

________________________________   ________________________________

Cook Time: ____________________   **Temperature:** ____________________

Instructions:

____

____

____

____

____

Notes:

____

____

Recipe: ____

Servings: ____________________   **Prep Time:** ________________

Ingredients:

_________________________________   _________________________________

_________________________________   _________________________________

_________________________________   _________________________________

_________________________________   _________________________________

_________________________________   _________________________________

Cook Time: ________________   **Temperature:** ________________

Instructions:

____

____

____

____

____

____

Notes:

____

____

Recipe: ___________________________________

Servings: _____________________   **Prep Time:** _____________________

Ingredients:

___________________________   ___________________________

___________________________   ___________________________

___________________________   ___________________________

___________________________   ___________________________

___________________________   ___________________________

Cook Time: _____________________   **Temperature:** _____________________

Instructions:

____

____

____

____

____

____

Notes:

____

____

____

Recipe: ____

Servings: _____________________   **Prep Time:** _____________________

Ingredients:

_______________________________   _______________________________

_______________________________   _______________________________

_______________________________   _______________________________

_______________________________   _______________________________

Cook Time: _____________________   **Temperature:** _____________________

Instructions:

____

____

____

____

____

____

Notes:

____

____

____

Recipe: _______________________________

Servings: _______________ **Prep Time:** _______________

Ingredients:

_______________________ _______________________

_______________________ _______________________

_______________________ _______________________

_______________________ _______________________

Cook Time: _______________ **Temperature:** _______________

Instructions:

____

____

____

____

____

Notes:

____

____

Recipe: ____

Servings: ___________________   **Prep Time:** ___________________

Ingredients:

_______________________________   _______________________________

_______________________________   _______________________________

_______________________________   _______________________________

_______________________________   _______________________________

Cook Time: ___________________   **Temperature:** ___________________

Instructions:

____

____

____

____

____

____

Notes:

____

____

Recipe: ____

Servings: _______________________ **Prep Time:** _______________________

Ingredients:

_______________________________ _______________________________

_______________________________ _______________________________

_______________________________ _______________________________

_______________________________ _______________________________

Cook Time: _______________________ **Temperature:** _______________________

Instructions:

____

____

____

____

____

____

Notes:

____

____

Recipe: ______________________________

Servings: __________________   **Prep Time:** __________________

Ingredients:

______________________________   ______________________________

______________________________   ______________________________

______________________________   ______________________________

______________________________   ______________________________

______________________________   ______________________________

Cook Time: __________________   **Temperature:** __________________

Instructions:

____

____

____

____

____

____

Notes:

____

____

Recipe: ____

Servings: _____________________   **Prep Time:** _____________________

Ingredients:

_____________________________   _____________________________

_____________________________   _____________________________

_____________________________   _____________________________

_____________________________   _____________________________

_____________________________   _____________________________

Cook Time: _____________________   **Temperature:** _____________________

Instructions:

____

____

____

____

____

____

Notes:

____

____

Recipe: _______________________________

Servings: _______________________ **Prep Time:** _______________________

Ingredients:

___________________________   ___________________________

___________________________   ___________________________

___________________________   ___________________________

___________________________   ___________________________

Cook Time: _______________________ **Temperature:** _______________________

Instructions:

____

____

____

____

____

____

Notes:

____

____

Recipe: ____

Servings: ____________________   **Prep Time:** ____________________

Ingredients:

______________________________   ______________________________

______________________________   ______________________________

______________________________   ______________________________

______________________________   ______________________________

______________________________   ______________________________

Cook Time: ____________________   **Temperature:** ____________________

Instructions:

____

____

____

____

____

____

Notes:

____

____

Recipe: _______________________________

Servings: _____________________ **Prep Time:** _____________________

Ingredients:

_____________________________   _____________________________

_____________________________   _____________________________

_____________________________   _____________________________

_____________________________   _____________________________

Cook Time: _____________________ **Temperature:** _____________________

Instructions:

____

____

____

____

____

____

Notes:

____

____

Recipe: ____

Servings: _____________________   **Prep Time:** _____________________

Ingredients:

_______________________________   _______________________________

_______________________________   _______________________________

_______________________________   _______________________________

_______________________________   _______________________________

Cook Time: _____________________   **Temperature:** _____________________

Instructions:

____

____

____

____

____

____

Notes:

____

____

Recipe: ____

Servings: _____________________ **Prep Time:** _____________________

Ingredients:

_______________________________ _______________________________

_______________________________ _______________________________

_______________________________ _______________________________

_______________________________ _______________________________

Cook Time: _____________________ **Temperature:** _____________________

Instructions:

____

____

____

____

____

____

Notes:

____

____

Recipe: _______________________________

Servings: _____________________   **Prep Time:** _____________________

Ingredients:

_______________________________   _______________________________

_______________________________   _______________________________

_______________________________   _______________________________

_______________________________   _______________________________

_______________________________   _______________________________

Cook Time: _____________________   **Temperature:** _____________________

Instructions:

____

____

____

____

____

____

Notes:

____

____

____

Recipe: _______________________________

Servings: _______________   **Prep Time:** _______________

Ingredients:

_______________________   _______________________

_______________________   _______________________

_______________________   _______________________

_______________________   _______________________

Cook Time: _______________   **Temperature:** _______________

Instructions:

____

____

____

____

____

Notes:

____

____

Recipe: ______________________________

Servings: ________________   **Prep Time:** ________________

Ingredients:

______________________________   ______________________________

______________________________   ______________________________

______________________________   ______________________________

______________________________   ______________________________

Cook Time: ________________   **Temperature:** ________________

Instructions:

____

____

____

____

____

____

Notes:

____

____

Recipe: ____

Servings: _____________________ **Prep Time:** _____________________

Ingredients:

_______________________________ _______________________________

_______________________________ _______________________________

_______________________________ _______________________________

_______________________________ _______________________________

Cook Time: _____________________ **Temperature:** _____________________

Instructions:

____

____

____

____

____

____

Notes:

____

____

Recipe: ____

Servings: ___________________   **Prep Time:** ___________________

Ingredients:

_______________________________   _______________________________

_______________________________   _______________________________

_______________________________   _______________________________

_______________________________   _______________________________

_______________________________   _______________________________

Cook Time: ___________________   **Temperature:** ___________________

Instructions:

____

____

____

____

____

____

Notes:

____

____

Recipe: ____

Servings: ___________________   **Prep Time:** _______________________

Ingredients:

_______________________________   _______________________________

_______________________________   _______________________________

_______________________________   _______________________________

_______________________________   _______________________________

Cook Time: ___________________   **Temperature:** ___________________

Instructions:

____

____

____

____

____

____

Notes:

____

____

Recipe: _______________________________

Servings: _______________   **Prep Time:** _______________

Ingredients:

_______________________   _______________________

_______________________   _______________________

_______________________   _______________________

_______________________   _______________________

Cook Time:_______________   **Temperature:**_______________

Instructions:

____

____

____

____

____

____

Notes:

____

____

Recipe: ____

Servings: _____________________ **Prep Time:** _____________________

Ingredients:

_____________________________ _____________________________

_____________________________ _____________________________

_____________________________ _____________________________

_____________________________ _____________________________

Cook Time: _____________________ **Temperature:** _____________________

Instructions:

____

____

____

____

____

Notes:

____

____

Recipe: ____

Servings: _____________________   **Prep Time:** _____________________

Ingredients:

___________________________   ___________________________

___________________________   ___________________________

___________________________   ___________________________

___________________________   ___________________________

Cook Time: _____________________   **Temperature:** _____________________

Instructions:

____

____

____

____

____

Notes:

____

____

Recipe: ____

Servings: ___________________   **Prep Time:** ___________________

Ingredients:

_______________________   _______________________

_______________________   _______________________

_______________________   _______________________

_______________________   _______________________

Cook Time: ___________________   **Temperature:** ___________________

Instructions:

____

____

____

____

____

____

Notes:

____

____

____

Recipe: ____

Servings: _____________________   **Prep Time:** _____________________

Ingredients:

_______________________________   _______________________________

_______________________________   _______________________________

_______________________________   _______________________________

_______________________________   _______________________________

Cook Time: _____________________   **Temperature:** _____________________

Instructions:

____

____

____

____

____

____

Notes:

____

____

Recipe: ____

Servings: ___________________   **Prep Time:** ___________________

Ingredients:

_______________________   _______________________

_______________________   _______________________

_______________________   _______________________

_______________________   _______________________

Cook Time: ___________________   **Temperature:** ___________________

Instructions:

____

____

____

____

____

____

Notes:

____

____

Recipe: ____

Servings: _____________________ **Prep Time:** _____________________

Ingredients:

_______________________________ _______________________________

_______________________________ _______________________________

_______________________________ _______________________________

_______________________________ _______________________________

_______________________________ _______________________________

Cook Time: _____________________ **Temperature:** _____________________

Instructions:

____

____

____

____

____

____

____

Notes:

____

____

Recipe: _______________________________

Servings: _____________________   **Prep Time:** _____________________

Ingredients:

_______________________________   _______________________________

_______________________________   _______________________________

_______________________________   _______________________________

_______________________________   _______________________________

_______________________________   _______________________________

Cook Time: _____________________   **Temperature:** _____________________

Instructions:

____

____

____

____

____

____

Notes:

____

____

Recipe: ____

Servings: ___________________   **Prep Time:** ___________________

Ingredients:

_______________________   _______________________

_______________________   _______________________

_______________________   _______________________

_______________________   _______________________

_______________________   _______________________

Cook Time: ___________________   **Temperature:** ___________________

Instructions:

____

____

____

____

____

____

____

Notes:

____

____

Recipe: ____

Servings: _____________________   **Prep Time:** _____________________

Ingredients:

_______________________________   _______________________________

_______________________________   _______________________________

_______________________________   _______________________________

_______________________________   _______________________________

_______________________________   _______________________________

Cook Time: _____________________   **Temperature:** _____________________

Instructions:

____

____

____

____

____

____

Notes:

____

____

Recipe: _______________________________________

Servings: _________________________   **Prep Time:** _________________________

Ingredients:

_______________________________   _______________________________

_______________________________   _______________________________

_______________________________   _______________________________

_______________________________   _______________________________

_______________________________   _______________________________

Cook Time: _______________________   **Temperature:** _______________________

Instructions:

____

____

____

____

____

____

Notes:

____

____

Recipe: _______________________________________

Servings: ___________________   **Prep Time:** ___________________

Ingredients:

_______________________________   _______________________________

_______________________________   _______________________________

_______________________________   _______________________________

_______________________________   _______________________________

Cook Time: ___________________   **Temperature:** ___________________

Instructions:

____

____

____

____

____

Notes:

____

____

Recipe: ____

Servings: __________________ **Prep Time:** __________________

Ingredients:

____________________________ ____________________________

____________________________ ____________________________

____________________________ ____________________________

____________________________ ____________________________

Cook Time: __________________ **Temperature:** __________________

Instructions:

____

____

____

____

____

____

Notes:

____

____

Recipe: ____

Servings: ___________________   **Prep Time:** ___________________

Ingredients:

_______________________________   _______________________________

_______________________________   _______________________________

_______________________________   _______________________________

_______________________________   _______________________________

_______________________________   _______________________________

Cook Time: ___________________   **Temperature:** ___________________

Instructions:

____

____

____

____

____

____

____

Notes:

____

____

____

Recipe: ____

Servings: ___________________   **Prep Time:** ___________________

Ingredients:

_________________________________   _________________________________

_________________________________   _________________________________

_________________________________   _________________________________

_________________________________   _________________________________

Cook Time: ___________________   **Temperature:** ___________________

Instructions:

____

____

____

____

____

Notes:

____

____

Recipe: ____

Servings: ____________________   **Prep Time:** ____________________

Ingredients:

_______________________   _______________________

_______________________   _______________________

_______________________   _______________________

_______________________   _______________________

Cook Time: ____________________   **Temperature:** ____________________

Instructions:

____

____

____

____

____

____

Notes:

____

____

Recipe: ____

Servings: ____________________ **Prep Time:** ____________________

Ingredients:

________________________   ________________________

________________________   ________________________

________________________   ________________________

________________________   ________________________

Cook Time: ____________________ **Temperature:** ____________________

Instructions:

____

____

____

____

____

____

Notes:

____

____

Recipe: _______________________________

Servings: _______________   **Prep Time:** _______________

Ingredients:

_______________________   _______________________

_______________________   _______________________

_______________________   _______________________

_______________________   _______________________

Cook Time: _______________   **Temperature:** _______________

Instructions:

____

____

____

____

____

Notes:

____

____

Recipe: ____

Servings: _____________________ **Prep Time:** _____________________

Ingredients:

_________________________________ _________________________________

_________________________________ _________________________________

_________________________________ _________________________________

_________________________________ _________________________________

Cook Time: _____________________ **Temperature:** _____________________

Instructions:

____

____

____

____

____

____

Notes:

____

____

Recipe: _______________________

Servings: _______________________   **Prep Time:** _______________________

Ingredients:

_______________________   _______________________

_______________________   _______________________

_______________________   _______________________

_______________________   _______________________

Cook Time: _______________________   **Temperature:** _______________________

Instructions:

____

____

____

____

____

Notes:

____

____

____

Recipe: ____

Servings: _____________________   **Prep Time:** _____________________

Ingredients:

_______________________________   _______________________________

_______________________________   _______________________________

_______________________________   _______________________________

_______________________________   _______________________________

Cook Time: _____________________   **Temperature:** _____________________

Instructions:

____

____

____

____

____

____

Notes:

____

____

Recipe: _______________________________

Servings: _______________ **Prep Time:** _______________

Ingredients:

__________________   __________________

__________________   __________________

__________________   __________________

__________________   __________________

Cook Time: _______________ **Temperature:** _______________

Instructions:

____

____

____

____

____

____

Notes:

____

____

Recipe: ____

Servings: ___________________   **Prep Time:** ___________________

Ingredients:

_______________________________   _______________________________

_______________________________   _______________________________

_______________________________   _______________________________

_______________________________   _______________________________

Cook Time: ___________________   **Temperature:** ___________________

Instructions:

____

____

____

____

____

____

Notes:

____

____

Recipe: ____

Servings: _______________________   **Prep Time:** _______________________

Ingredients:

_______________________________   _______________________________

_______________________________   _______________________________

_______________________________   _______________________________

_______________________________   _______________________________

Cook Time: _______________________   **Temperature:** _______________________

Instructions:

____

____

____

____

____

____

Notes:

____

____

____

Recipe: ____

Servings: ____________________   **Prep Time:** ____________________

Ingredients:

______________________________   ______________________________

______________________________   ______________________________

______________________________   ______________________________

______________________________   ______________________________

______________________________   ______________________________

Cook Time: __________________   **Temperature:** ________________

Instructions:

____

____

____

____

____

____

Notes:

____

____

Recipe: ______________________________

Servings: _____________   **Prep Time:** _____________

Ingredients:

________________________   ________________________

________________________   ________________________

________________________   ________________________

________________________   ________________________

________________________   ________________________

Cook Time: _____________   **Temperature:** _____________

Instructions:

____

____

____

____

____

____

Notes:

____

____

____

Recipe: ____

Servings: ____________________ **Prep Time:** ____________________

Ingredients:

______________________________ ______________________________

______________________________ ______________________________

______________________________ ______________________________

______________________________ ______________________________

______________________________ ______________________________

Cook Time: ____________________ **Temperature:** ____________________

Instructions:

____

____

____

____

____

____

Notes:

____

____

Recipe: _______________________________

Servings: ________________   **Prep Time:** ________________

Ingredients:

_______________________   _______________________

_______________________   _______________________

_______________________   _______________________

_______________________   _______________________

Cook Time: ________________   **Temperature:** ________________

Instructions:

____

____

____

____

____

Notes:

____

____

Recipe: _______________________________________

Servings: _______________   **Prep Time:** _______________

Ingredients:

_______________________   _______________________

_______________________   _______________________

_______________________   _______________________

_______________________   _______________________

_______________________   _______________________

Cook Time: _______________   **Temperature:** _______________

Instructions:

____

____

____

____

____

____

Notes:

____

____

Recipe: _______________________________________

Servings: _________________   **Prep Time:** _________________

Ingredients:

_______________________________   _______________________________

_______________________________   _______________________________

_______________________________   _______________________________

_______________________________   _______________________________

Cook Time: _________________   **Temperature:** _________________

Instructions:

____

____

____

____

____

____

Notes:

____

____

Recipe: _______________________________

Servings: _______________   **Prep Time:** _______________

Ingredients:

_______________________   _______________________

_______________________   _______________________

_______________________   _______________________

_______________________   _______________________

_______________________   _______________________

Cook Time: _______________   **Temperature:** _______________

Instructions:

____

____

____

____

____

____

Notes:

____

____

Recipe: ____

Servings: __________________________ **Prep Time:** __________________________

Ingredients:

______________________________ ______________________________

______________________________ ______________________________

______________________________ ______________________________

______________________________ ______________________________

Cook Time: __________________________ **Temperature:** __________________________

Instructions:

____

____

____

____

____

____

Notes:

____

____

Recipe: ___________________________________

Servings: _____________________ **Prep Time:** _____________________

Ingredients:

___________________________ ___________________________

___________________________ ___________________________

___________________________ ___________________________

___________________________ ___________________________

Cook Time: _____________________ **Temperature:** _____________________

Instructions:

____

____

____

____

____

Notes:

____

____

Recipe: ____

Servings: ____________________   **Prep Time:** ____________________

Ingredients:

__________________________   __________________________

__________________________   __________________________

__________________________   __________________________

__________________________   __________________________

Cook Time: ____________________   **Temperature:** ____________________

Instructions:

____

____

____

____

____

____

Notes:

____

____

Recipe: _______________________________

Servings: _______________________ **Prep Time:** _______________________

Ingredients:

_______________________ _______________________

_______________________ _______________________

_______________________ _______________________

_______________________ _______________________

Cook Time: _______________________ **Temperature:** _______________________

Instructions:

____

____

____

____

____

____

Notes:

____

____

____

Recipe: ____

Servings: _____________________   **Prep Time:** _______________________

Ingredients:

_________________________   _________________________

_________________________   _________________________

_________________________   _________________________

_________________________   _________________________

Cook Time: _______________   **Temperature:** _______________

Instructions:

____

____

____

____

____

____

Notes:

____

____

Recipe: ____

Servings: ___________________   **Prep Time:** ___________________

Ingredients:

_______________________________   _______________________________

_______________________________   _______________________________

_______________________________   _______________________________

_______________________________   _______________________________

_______________________________   _______________________________

Cook Time: ___________________   **Temperature:** ___________________

Instructions:

____

____

____

____

____

____

Notes:

____

____

Recipe: ____

Servings: _____________________   **Prep Time:** _____________________

Ingredients:

_____________________________   _____________________________

_____________________________   _____________________________

_____________________________   _____________________________

_____________________________   _____________________________

Cook Time: _____________________   **Temperature:** _____________________

Instructions:

____

____

____

____

____

____

Notes:

____

____

Recipe: ______________________________________

Servings: ____________________   Prep Time: ____________________

Ingredients:

______________________________   ______________________________

______________________________   ______________________________

______________________________   ______________________________

______________________________   ______________________________

______________________________   ______________________________

Cook Time: ____________________   Temperature: ____________________

Instructions:

____

____

____

____

____

Notes:

____

____

Recipe: _______________________________________

Servings: _____________________   **Prep Time:** _____________________

Ingredients:

_______________________________   _______________________________

_______________________________   _______________________________

_______________________________   _______________________________

_______________________________   _______________________________

Cook Time: _____________________   **Temperature:** _____________________

Instructions:

____

____

____

____

____

____

Notes:

____

____

____

Recipe: ____

Servings: _____________________ **Prep Time:** _____________________

Ingredients:

_______________________________ _______________________________

_______________________________ _______________________________

_______________________________ _______________________________

_______________________________ _______________________________

_______________________________ _______________________________

Cook Time: _____________________ **Temperature:** _____________________

Instructions:

____

____

____

____

____

____

Notes:

____

____

Recipe: _______________________________

Servings: _____________________   **Prep Time:** _____________________

Ingredients:

_____________________________   _____________________________

_____________________________   _____________________________

_____________________________   _____________________________

_____________________________   _____________________________

Cook Time: _____________________   **Temperature:** _____________________

Instructions:

____

____

____

____

____

____

Notes:

____

____

Recipe: _______________________________

Servings: _______________   **Prep Time:** _______________

Ingredients:

_______________________   _______________________

_______________________   _______________________

_______________________   _______________________

_______________________   _______________________

Cook Time: _______________   **Temperature:** _______________

Instructions:

____

____

____

____

____

Notes:

____

____

Recipe: ____

Servings: _____________________   Prep Time: _____________________

Ingredients:

_______________________________   _______________________________

_______________________________   _______________________________

_______________________________   _______________________________

_______________________________   _______________________________

Cook Time: _____________________   Temperature: _____________________

Instructions:

____

____

____

____

____

____

Notes:

____

____

Recipe: _______________________________

Servings: _______________________ **Prep Time:** _______________________

Ingredients:

_______________________________ _______________________________

_______________________________ _______________________________

_______________________________ _______________________________

_______________________________ _______________________________

Cook Time: _______________________ **Temperature:** _______________________

Instructions:

____

____

____

____

____

____

Notes:

____

____

Recipe: ____

Servings: _____________________ **Prep Time:** _____________________

Ingredients:

_______________________________   _______________________________

_______________________________   _______________________________

_______________________________   _______________________________

_______________________________   _______________________________

Cook Time: _____________________ **Temperature:** _____________________

Instructions:

____

____

____

____

____

____

Notes:

____

____

Recipe: ____

Servings: ____________________ **Prep Time:** ____________________

Ingredients:

________________________ ________________________

________________________ ________________________

________________________ ________________________

________________________ ________________________

________________________ ________________________

Cook Time: ____________________ **Temperature:** ____________________

Instructions:

____

____

____

____

____

____

Notes:

____

____

Recipe: ____

Servings: ___________________ **Prep Time:** ___________________

Ingredients:

___________________________ ___________________________

___________________________ ___________________________

___________________________ ___________________________

___________________________ ___________________________

Cook Time: ___________________ **Temperature:** ___________________

Instructions:

____

____

____

____

____

Notes:

____

____

Recipe: ____

Servings: _____________________   **Prep Time:** _____________________

Ingredients:

_______________________________   _______________________________

_______________________________   _______________________________

_______________________________   _______________________________

_______________________________   _______________________________

_______________________________   _______________________________

Cook Time: _____________________   **Temperature:** _____________________

Instructions:

____

____

____

____

____

____

Notes:

____

____

Recipe: ____

Servings: _____________________ **Prep Time:** _____________________

Ingredients:

_______________________________ _______________________________

_______________________________ _______________________________

_______________________________ _______________________________

_______________________________ _______________________________

Cook Time: _____________________ **Temperature:** _____________________

Instructions:

____

____

____

____

____

____

Notes:

____

____

Recipe: ____

Servings: _____________________ **Prep Time:** _____________________

Ingredients:

_____________________________ _____________________________

_____________________________ _____________________________

_____________________________ _____________________________

_____________________________ _____________________________

Cook Time:_________________ **Temperature:**_________________

Instructions:

____

____

____

____

____

Notes:

____

____

Recipe: _______________________________

Servings: _______________   **Prep Time:** _______________

Ingredients:

_______________________   _______________________

_______________________   _______________________

_______________________   _______________________

_______________________   _______________________

Cook Time: _______________   **Temperature:** _______________

Instructions:

____

____

____

____

____

Notes:

____

____

Recipe: _______________________________________

Servings: _______________   **Prep Time:** _______________

Ingredients:

_______________________   _______________________

_______________________   _______________________

_______________________   _______________________

_______________________   _______________________

_______________________   _______________________

Cook Time: _______________   **Temperature:** _______________

Instructions:

____

____

____

____

____

____

Notes:

____

____

Recipe: ____

Servings: ___________________   **Prep Time:** ___________________

Ingredients:

_______________________   _______________________

_______________________   _______________________

_______________________   _______________________

_______________________   _______________________

Cook Time: ___________________   **Temperature:** ___________________

Instructions:

____

____

____

____

____

Notes:

____

____

Recipe: ________________________________

Servings: ____________________   **Prep Time:** ____________________

Ingredients:

________________________________   ________________________________

________________________________   ________________________________

________________________________   ________________________________

________________________________   ________________________________

________________________________   ________________________________

Cook Time: ____________________   **Temperature:** ____________________

Instructions:

____

____

____

____

____

____

Notes:

____

____

____

Recipe: ____

Servings: _____________________ **Prep Time:** _____________________

Ingredients:

_________________________ _________________________

_________________________ _________________________

_________________________ _________________________

_________________________ _________________________

Cook Time: _____________________ **Temperature:** _____________________

Instructions:

____

____

____

____

____

Notes:

____

____

Recipe: ____

Servings: ____________________   **Prep Time:** ____________________

Ingredients:

______________________________   ______________________________

______________________________   ______________________________

______________________________   ______________________________

______________________________   ______________________________

Cook Time: ____________________   **Temperature:** ____________________

Instructions:

____

____

____

____

____

____

Notes:

____

____

Recipe: ____

Servings: _____________________ **Prep Time:** _____________________

Ingredients:

______________________________   ______________________________

______________________________   ______________________________

______________________________   ______________________________

______________________________   ______________________________

Cook Time: _____________________ **Temperature:** _____________________

Instructions:

____

____

____

____

____

____

Notes:

____

____

____

Recipe: _______________________________

Servings: _______________   **Prep Time:** _______________

Ingredients:

_______________________   _______________________

_______________________   _______________________

_______________________   _______________________

_______________________   _______________________

Cook Time: _______________   **Temperature:** _______________

Instructions:

____

____

____

____

____

____

Notes:

____

____

Recipe: ____

Servings: ___________________   **Prep Time:** ___________________

Ingredients:

____________________________   ____________________________

____________________________   ____________________________

____________________________   ____________________________

____________________________   ____________________________

Cook Time: ___________________   **Temperature:** ___________________

Instructions:

____

____

____

____

____

Notes:

____

____

Recipe: ________________________________

Servings: ___________________   **Prep Time:** ___________________

Ingredients:

________________________________   ________________________________

________________________________   ________________________________

________________________________   ________________________________

________________________________   ________________________________

Cook Time: ___________________   **Temperature:** ___________________

Instructions:

____

____

____

____

____

____

Notes:

____

____

Recipe: _______________________________

Servings: ___________________   **Prep Time:** ___________________

Ingredients:

_______________________________   _______________________________

_______________________________   _______________________________

_______________________________   _______________________________

_______________________________   _______________________________

Cook Time: ___________________   **Temperature:** ___________________

Instructions:

____

____

____

____

____

____

Notes:

____

____

____

Recipe: ____

Servings: _____________________ **Prep Time:** _____________________

Ingredients:

___________________________ ___________________________

___________________________ ___________________________

___________________________ ___________________________

___________________________ ___________________________

Cook Time: _____________________ **Temperature:** _____________________

Instructions:

____

____

____

____

____

____

Notes:

____

____

Recipe: ____

Servings: _____________________   **Prep Time:** _____________________

Ingredients:

_______________________________   _______________________________

_______________________________   _______________________________

_______________________________   _______________________________

_______________________________   _______________________________

Cook Time: _____________________   **Temperature:** _____________________

Instructions:

____

____

____

____

____

____

Notes:

____

____

____

Recipe: _______________________________

Servings: _______________ **Prep Time:** _______________

Ingredients:

_______________________ _______________________

_______________________ _______________________

_______________________ _______________________

_______________________ _______________________

Cook Time: _______________ **Temperature:** _______________

Instructions:

____

____

____

____

____

Notes:

____

____

Recipe: ____

Servings: ___________________   **Prep Time:** ___________________

Ingredients:

___________________   ___________________

___________________   ___________________

___________________   ___________________

___________________   ___________________

Cook Time: ___________________   **Temperature:** ___________________

Instructions:

____

____

____

____

____

____

Notes:

____

____

Recipe: _______________________________

Servings: _______________   **Prep Time:** _______________

Ingredients:

_______________________   _______________________

_______________________   _______________________

_______________________   _______________________

_______________________   _______________________

Cook Time: _______________   **Temperature:** _______________

Instructions:

____

____

____

____

____

____

Notes:

____

____

Recipe: _______________________________

Servings: _______________ **Prep Time:** _______________

Ingredients:

_______________________ _______________________

_______________________ _______________________

_______________________ _______________________

_______________________ _______________________

Cook Time: _______________ **Temperature:** _______________

Instructions:

____

____

____

____

____

Notes:

____

____

Recipe: ____

Servings: ___________________   **Prep Time:** ___________________

Ingredients:

________________________________   ________________________________

________________________________   ________________________________

________________________________   ________________________________

________________________________   ________________________________

Cook Time: ___________________   **Temperature:** ___________________

Instructions:

____

____

____

____

____

____

Notes:

____

____

Recipe: ____

Servings: _____________________   **Prep Time:** _____________________

Ingredients:

_______________________________   _______________________________

_______________________________   _______________________________

_______________________________   _______________________________

_______________________________   _______________________________

Cook Time: _____________________   **Temperature:** _____________________

Instructions:

____

____

____

____

____

____

Notes:

____

____

Recipe: ____

Servings: __________________   **Prep Time:** __________________

Ingredients:

______________________________   ______________________________

______________________________   ______________________________

______________________________   ______________________________

______________________________   ______________________________

______________________________   ______________________________

Cook Time: __________________   **Temperature:** __________________

Instructions:

____

____

____

____

____

____

Notes:

____

____

____

Recipe: ____

Servings: _____________________ **Prep Time:** _____________________

Ingredients:

_______________________________ _______________________________

_______________________________ _______________________________

_______________________________ _______________________________

_______________________________ _______________________________

Cook Time: _____________________ **Temperature:** _____________________

Instructions:

____

____

____

____

____

____

Notes:

____

____

Recipe: _______________________________

Servings: _______________   **Prep Time:** _______________

Ingredients:

_______________________   _______________________

_______________________   _______________________

_______________________   _______________________

_______________________   _______________________

Cook Time: _______________   **Temperature:** _______________

Instructions:

____

____

____

____

____

____

Notes:

____

____

Recipe: _______________________________

Servings: _______________________ **Prep Time:** _______________________

Ingredients:

_______________________ _______________________

_______________________ _______________________

_______________________ _______________________

_______________________ _______________________

Cook Time: _______________________ **Temperature:** _______________________

Instructions:

____

____

____

____

____

____

Notes:

____

____

Recipe: _______________________________________

Servings: _____________________ **Prep Time:** _____________________

Ingredients:

_____________________________   _____________________________

_____________________________   _____________________________

_____________________________   _____________________________

_____________________________   _____________________________

Cook Time: _____________________ **Temperature:** _____________________

Instructions:

____

____

____

____

____

____

Notes:

____

____

Recipe: _______________________________

Servings: _______________   **Prep Time:** _______________

Ingredients:

_______________________________   _______________________________

_______________________________   _______________________________

_______________________________   _______________________________

_______________________________   _______________________________

Cook Time: _______________   **Temperature:** _______________

Instructions:

____

____

____

____

____

____

Notes:

____

____

Recipe: ____

Servings: _____________________ **Prep Time:** _____________________

Ingredients:

___________________________   ___________________________

___________________________   ___________________________

___________________________   ___________________________

___________________________   ___________________________

Cook Time: _____________________ **Temperature:** _____________________

Instructions:

____

____

____

____

____

Notes:

____

____

Recipe: _______________________________

Servings: _______________   **Prep Time:** _______________

Ingredients:

_______________________   _______________________

_______________________   _______________________

_______________________   _______________________

_______________________   _______________________

Cook Time: _______________   **Temperature:** _______________

Instructions:

____

____

____

____

____

____

Notes:

____

____

Recipe: _______________________________________

Servings: _____________________   **Prep Time:** _____________________

Ingredients:

_______________________________   _______________________________

_______________________________   _______________________________

_______________________________   _______________________________

_______________________________   _______________________________

Cook Time: _____________________   **Temperature:** _____________________

Instructions:

____

____

____

____

____

____

Notes:

____

____

Recipe: _______________________________

Servings: _______________   **Prep Time:** _______________

Ingredients:

_______________________   _______________________

_______________________   _______________________

_______________________   _______________________

_______________________   _______________________

Cook Time: _______________   **Temperature:** _______________

Instructions:

____

____

____

____

____

Notes:

____

____

Recipe: ____

Servings: _____________________ **Prep Time:** _____________________

Ingredients:

_____________________________ _____________________________

_____________________________ _____________________________

_____________________________ _____________________________

_____________________________ _____________________________

_____________________________ _____________________________

Cook Time: _____________________ **Temperature:** _____________________

Instructions:

____

____

____

____

____

____

Notes:

____

____

Recipe: ____

Servings: __________________________ **Prep Time:** __________________________

Ingredients:

______________________________   ______________________________

______________________________   ______________________________

______________________________   ______________________________

______________________________   ______________________________

______________________________   ______________________________

Cook Time: __________________________ **Temperature:** __________________________

Instructions:

____

____

____

____

____

____

Notes:

____

____

Recipe: _______________________________

Servings: _______________ **Prep Time:** _______________

Ingredients:

_______________________ _______________________

_______________________ _______________________

_______________________ _______________________

_______________________ _______________________

Cook Time: _______________ **Temperature:** _______________

Instructions:

____

____

____

____

____

____

Notes:

____

____

Recipe: ____

Servings: _____________________   **Prep Time:** _____________________

Ingredients:

_____________________________   _____________________________

_____________________________   _____________________________

_____________________________   _____________________________

_____________________________   _____________________________

Cook Time: _____________________   **Temperature:** _____________________

Instructions:

____

____

____

____

____

Notes:

____

____

Recipe: _______________________________________

Servings: _______________   **Prep Time:** _______________

Ingredients:

_______________________   _______________________

_______________________   _______________________

_______________________   _______________________

_______________________   _______________________

_______________________   _______________________

Cook Time: _______________   **Temperature:** _______________

Instructions:

____

____

____

____

____

____

Notes:

____

____

Recipe: ____

Servings: ____________________   **Prep Time:** ____________________

Ingredients:

______________________________   ______________________________

______________________________   ______________________________

______________________________   ______________________________

______________________________   ______________________________

Cook Time: ____________________   **Temperature:** ____________________

Instructions:

____

____

____

____

____

____

Notes:

____

____

Recipe: ___________________________________

Servings: __________________   **Prep Time:** __________________

Ingredients:

_______________________   _______________________

_______________________   _______________________

_______________________   _______________________

_______________________   _______________________

_______________________   _______________________

Cook Time: __________________   **Temperature:** __________________

Instructions:

____

____

____

____

____

____

Notes:

____

____

Recipe: ____

Servings: ___________________   **Prep Time:** ___________________

Ingredients:

_______________________________   _______________________________

_______________________________   _______________________________

_______________________________   _______________________________

_______________________________   _______________________________

Cook Time: ___________________   **Temperature:** ___________________

Instructions:

____

____

____

____

____

Notes:

____

____

Recipe: ________________________

Servings: ________________________   **Prep Time:** ________________________

Ingredients:

________________________   ________________________

________________________   ________________________

________________________   ________________________

________________________   ________________________

________________________   ________________________

Cook Time: ________________________   **Temperature:** ________________________

Instructions:

____

____

____

____

____

____

Notes:

____

____

Recipe: ______________________________

Servings: ____________________   **Prep Time:** ____________________

Ingredients:

______________________   ______________________

______________________   ______________________

______________________   ______________________

______________________   ______________________

Cook Time: ____________________   **Temperature:** ____________________

Instructions:

____

____

____

____

____

Notes:

____

____

Recipe: ____

Servings: _____________________ **Prep Time:** _____________________

Ingredients:

_______________________________ _______________________________

_______________________________ _______________________________

_______________________________ _______________________________

_______________________________ _______________________________

Cook Time: _____________________ **Temperature:** _____________________

Instructions:

____

____

____

____

____

____

Notes:

____

____

www.ingramcontent.com/pod-product-compliance
Lightning Source LLC
Chambersburg PA
CBHW081436250726
48662CB00009B/2825